Besuche uns im Internet:

www.indayi.de

indayi

edition

Bibliografische Information der Deutschen Nationalbibliothek:

Die Deutsche Nationalbibliothek verzeichnet diese Publikation in der Deutschen Nationalbibliografie; detaillierte bibliografische Daten sind im Internet über http://dnb.d-nb.de abrufbar.

1. Auflage April 2015

© indayi edition, Darmstadt

Herstellung und Druck: CreateSpace

Umschlaggestaltung, Satz und Lektorat: Birgit Pretzsch

Printed in Germany

ISBN-13: 978-1511727181

ISBN-10: 1511727187

Dantse Dantse

Abnehmen

leicht

gemacht

- basisch gesund –

Über den Autor

Dantse Dantse ist gebürtiger Kameruner und Vater von fünf Kindern. Seit Jahren beschäftigt er sich mit dem Zusammenhang zwischen Gesundheit, Natur und Lebensmitteln. Inspiriert von seinen Erkenntnissen und Kenntnissen aus Afrika, die er in vielen Lehren gelernt hat, von seinen eigenen Erfahrungen und Experimenten, von wissenschaftlichen Studien und Forschungen und von Erfahrungen aus anderen Teilen der Welt hilft er als Ernährungsberater durch sein Coaching Frauen, Männern und Kindern, gesünder zu werden.

Dantse hat in Deutschland studiert und lebt seit über 25 Jahren in Darmstadt. Ernährung, Gesundheit, Stress, Burnout, Spiritualität, Körper, Familie und Liebe – das sind nur einige wenige der Gebiete, auf denen sich der Coach und Autor in den letzten Jahren erfolgreich profilieren konnte.

Als unkonventioneller Autor schreibt er gerne Bücher, die seine interkulturellen Erfahrungen widerspiegeln. Er schreibt über alles, was Menschen betrifft, berührt und bewegt, unabhängig von kulturellem Hintergrund und Herkunft. Er schreibt über Werte und über Themen, die die Gesellschaft nicht gerne anspricht und am liebsten unter den Teppich kehrt, unter denen aber Millionen von Menschen leiden. Er schreibt Bücher, die das Ziel haben, etwas zu erklären, zu verändern und zu verbessern – seien es Ratgeber, Sachbücher, Romane oder Kinderbücher.

Sein unverwechselbarer Schreibstil, geprägt von seiner afrikanischen und französischen Muttersprache, ist sein Erkennungsmerkmal und wurde im Text erhalten und nur behutsam lektoriert.

Das Geheimnis schöner Körper

Lass die Pfunde purzeln, baue Muskeln auf und stärke deine Gesundheit – und das alles und bei vollem Appetit!

Essen kann und soll Spaß machen!

In diesem Ratgeber findest du afrikanisch inspirierte Tipps und Tricks für die perfekte Figur:

☺ ausführliche Tabellen, welche Lebensmittel gut und welche schlecht sind für einen ausgeglichenen Säurehaushalt und damit zum Abnehmen

☺ wie du mit Lust kochen, mit vollem Appetit essen und trotzdem abnehmen und dich fitter und aktiver fühlen kannst

☺ wie du Bewegung einfach und problemlos in deinen Alltag integrieren kannst für einen gesunden, glücklichen Lebensstil

☺ wie dein Körper straffer, fitter, schöner und deine Haut glatter wird

Weitere positive Nebenwirkungen:

☺ Cholesterinspiegel senken
☺ Cellulite reduzieren
☺ Abwehrkräfte stärken
☺ hohen Blutdruck senken

Du wirst keine Diät in der Welt finden, die dir eine dauerhafte Gewichtsreduktion ermöglicht und deren Ergebnis langfristig ohne Jo-Jo-Effekt konstant bleibt, wenn du dich nicht gesünder ernährst. An dieser Stelle stehe ich dir als dein Mentor zur Seite und leite dich durch den Dschungel des Abnehmens.

Mein Ziel für dich ist es, dass du am Ende unserer Reise ohne Diät leben kannst und deinem Körper ohne negative Gedanken gegenüberstehst. Wenn du meinen Ratschlägen ohne Wenn und Aber folgst, wette ich darauf, dass du dein persönliches Ziel mit großem Erfolg und großer Freude erreichen wirst!

Ich danke Emilie, Miriam, Jörg, Karin, Merve, Sina, Thea, Lena, Gühl, Chantale, Andre, Julka, Daniela, Esmeralda und den anderen, die hier nicht genannt werden wollen, die sich bereit erklärt haben, meine Tipps zu testen und monatelang mit mir ihr Feedback zu teilen.

Inhaltsverzeichnis

Das 2 LOW DAYS PRINZIP So nimmst du garantiert und nachhaltig ab! Vorschlag 1 für Menschen, die ein geregeltes Programm ohne Sport wollen: Was kann ich essen am Morgen, am Mittag, am Abend, am Spezialtag und zwischendurch, wenn der Hunger anklopft?

Einführung

Wie du schnell merken wirst, ist dieser Ratgeber nicht wie die anderen, denn ich gebe nur einen Handlungsrahmen vor, in dem du entscheiden kannst was du umsetzen möchtest. In diesem Rahmen kannst du deine Diät teilweise beeinflussen, indem du Zutaten der Rezepte austauschst, zum Beispiel kann statt der Verwendung von Schweinefleisch auch Rindfleisch genutzt werden. Ich esse gerne Schwein. Aber das bedeutet nicht, dass du auch Schweinefleisch nehmen musst. Es gibt hier keinen strengen Plan, dem du folgen musst. Du musst auch gar nicht alle Tipps beachten, um abzunehmen. 50% davon werden dir schon helfen. Befolgst du aber zu 70-100% mein Programm, wirst du erstaunt sein. Du wirst dir ohne große

Anstrengungen einen neuen Körper formen. Wichtig ist, dass du das Grundprinzip verstehst. Dieses basiert auf deinem Essverhalten. Wir werden herausfinden, welche Lebensmittel du mehr nutzen solltest und welche weniger.

Ich habe dir dennoch zwei konkrete Beispiele vorbereitet, mit denen du nachhaltig abnehmen wirst. Das sind zwei Beispiele, um dir eine Orientierung zu geben.

Lies das ganze Buch, bevor du anfängst, die Tipps und Tricks umzusetzen. Das ist sehr wichtig. Aber bevor du das ganze Buch liest, mache eine kurze Übung, die ich auf Seite 22 erkläre.

Du kannst ohne Sorge dein Leben verändern und zufrieden essen.

Die Natur bietet uns alles was wir brauchen und benötigen, um glücklich zu leben. Ich berate seit längerer Zeit Menschen mit verschiedenen Problemen, und dabei versuche ich immer die Natur im Blick zu behalten.

In manchen Bereichen wie Potenz, Diät und Cellulite können wir mit Hilfe der Natur vieles bewegen.

Viele, die alles nur aufgrund wissenschaftlicher Beweise glauben, sollten dieses Buch nicht weiter lesen. Oft widersprechen sich die Naturweisheiten und die Wissenschaft, da diese mit der Wirtschaft kooperieren. Die Wissenschaft hängt stark mit Umsatz und Industrie zusammen. Und da wo man von Geld und Profit spricht, sind Lügen, Betrug und falsche Behauptungen nicht weit. Viele Wahrheiten aus der Natur werden so lange wissenschaftlich abgelehnt, bis die Wirtschaft diese Erkenntnisse in Geld bzw. als Produkt verkaufen kann. Auf einmal liegen dann aus der Wissenschaft Studien vor, die nun belegen, dass diese gestern noch gehassten Aussagen, die Wahrheit sind. Ich erinnere mich noch an ein Naturprodukt zur Potenzsteigerung aus Afrika, das wissenschaftlich immer als „Blödsinn" abgestempelt wurde. Als eine Pharmafirma den Wirkstoff dieses Produktes in einer Tablette patentieren konnte, wurde auf einmal die Heilkraft dieser Nüsse gepriesen.

Ein zweites Beispiel ist der Ingwer. Vor Jahren noch haben Ärzte und Experte davor gewarnt. Eine Bekannte von mir, eine schwangere Frau, lehnte es damals ab Ingwer zu essen, weil ihre Ärztin gesagt hatte, dass Ingwer wegen seiner Schärfe zur Abtreibung führen könnte. In Afrika ist genau das Gegenteil der Fall. Dort war Ingwer schon immer als Heilmittel bekannt. Heutzutage findet man Ingwer überall! Im Tee, in Tabletten und in Lebensmitteln. Ab dem Zeitpunkt als Ingwer für die Wirtschaft interessant wurde, galt er als Heilmittel in der westlichen Welt.

Mit diesen Beispielen möchte ich dir nur zeigen, dass man nicht immer blind glauben muss, was aus der Wissenschaft und Industrie kommt und die Kraft und die Wahrheiten aus der Natur missachten.

Ich sage nicht, dass die Wissenschaft völlig falsch liegt, nein, die Wissenschaft ist so wichtig für die Menschheit; ich möchte nur sagen, dass man auch wissen muss, dass die Wissenschaft nicht die einzige Wahrheit und Lösung ist. Die Natur und die Wissenschaft muss man verbinden. Viel gesünder ist es, die Natur verstehen zu können. Sie hilft dir umsonst und will keinen Gewinn machen, wie die Industrie.

Meine Ratschläge hier sind einfach zu befolgen. Das Ergebnis am Ende zeigt dann, wer Recht hat. Viele Tipps, die du hier liest werden dir neu vorkommen. Setze sie einfach wie beschrieben um, und das Ergebnis wird allein dein Maßstab sein.

Warum gibst du so viel Geld aus für all deine Diätprodukte, die dem Körper schaden, wenn du mit nur einer kleinen Ernährungsumstellung und der Beachtung einiger Tipps und Tricks aus der Natur dein Übergewicht nicht nur verlierst, sondern das gewünschte Gewicht auch hältst? All das, ohne zu verhungern, ohne dich zu quälen, mit Appetit und guter Laune?

Das Ergebnis ist so spektakulär, dass du erstaunt sein wirst.

Wenn du zu denen gehörst, die glauben, dass man nur mit harten Diäten abnehmen kann, durch Verzicht auf Genuss, auf Öl, auf Fleisch usw., die gerne fertige Präparate bevorzugen, dann stoppe hier. Diese Tipps und Tricks sind nicht geeignet für dich. Ich möchte Menschen ansprechen, die gerne essen, die Appetit haben, aber dabei abnehmen oder das Gewicht halten möchten und ich möchte ihnen helfen, ein normales Leben zu führen, ohne auf Kalorien zu achten, weil die Kalorien nämlich nicht zählen! Essen mit Freude, Abnehmen mit Spaß ist unser Leitspruch!

Mit den Tipps und Tricks in diesem Ratgeber wirst du auch schöne Nebenwirkungen erfahren: weniger Fältchen, weniger Pickel, schönere und glattere Haut und schönere Haare. Manche Tipps helfen den Cholesterinspiegel zu senken, oder sie helfen gegen die Übersäuerung des Körpers, bekämpfen die Müdigkeit, wirken gegen Halsschmerzen und Erkältungen und stärken das Bindegewebe. Manche Lebensmittel sind antibakteriell, antimikrobiell und beugen Thromben, Erkältungen, sowie bestimmten Krebsarten vor.

All diese Erfahrungen, die ich schon an viele Menschen in meinem Coaching weitergegeben habe, sind nun in diesem Buch gesammelt, damit noch mehr Menschen geholfen werden kann.

Afrikanisch inspirierte Tipps und Tricks zum Abnehmen ohne zu verhungern, oder um das Gewicht zu halten und schlank zu bleiben. Eine gesunde Alternative zur Diätqual mit super positiven Nebenwirkungen

So fängst du an, damit du während der „ESSTHERAPIE" deine Erfolge messen kannst

Protokolliere, um das Ergebnis messen zu können und auch zu wissen, was du besser machen musst.

1   Kaufe dir ein kleines Heft und gib ihm einen Namen.

2   Schreibe das das Datum auf, an dem du anfangen willst.

3   Schreibe deine Maße auf (Bauch, Beine, Po, Brustumfang, Gewicht usw.).

4   Schreibe auf, welchen Sport du treibst oder wie du dich bewegst.

5   Schreibe deine körperliche und psychische Verfassung, <u>vor</u> der Umsetzung meiner Tipps, in einem Notensystem von 1 bis 6 auf, wobei 1 die beste Note ist und 6 die

schlechteste. (Zum Beispiel: Ausdauer 3, Kraft 5, Migräne 6, Müdigkeit 4, Kopfschmerzen 2).

6 Schreibe deine sexuelle Aktivität auf bzw. wie hoch die Lust am Sex inkl. Selbstbefriedigung ist.

7 Schreibe eine Liste aller Lebensmittel und Getränke auf, die zu deiner jetzigen Ernährung gehören (vergleiche sie später mit den Infos aus diesem Buch).

8 Schreibe dann auf, wie deine gewöhnliche Wochenernährung aussieht. Was und wie isst du? Was kochst du? Isst du kalt oder warm? Wann nimmst du etwas zu dir?

9 Schreibe dann auf, was du am meisten und am häufigsten isst und trinkst.

10 Schreibe alles auf, was du verändern möchtest.

11 Schreibe deine Ziele ohne Zeitraum oder mit flexiblem Zeitraum auf, um Druck zu vermeiden. (Du kannst es auch anders machen. Wenn du erst durch Druck motiviert bist, dann gibst du dir feste Zeitfenster).

Nun kannst du weiterlesen.

Wichtig: das ganze Buch durchlesen und erst dann die Tipps und Tricks umsetzen!

Eine neue Esskultur für ein neues Körpergefühl: Essen und Abnehmen – ja, das geht!

„Fett macht fit – „light" macht fett", titelte neulich die Bildzeitung. Sie hätte noch ergänzen müssen, dass pflanzliches Fett fit macht und nicht tierisches Fett, wie Butter. Du musst wissen, dass die afrikanischen und asiatischen Essgewohnheiten diese Tatsche vor Jahrhunderten erkannten.

Diät macht dick. Bei jeder Diät, die du machst, konditionierst du den Körper dazu, bei nächstmöglicher Gelegenheit noch mehr Kalorien aufzunehmen bzw. diese sparsam zu verarbeiten. Dadurch nimmst du wieder zu. Diäten legen den Stoffwechsel lahm.

Ja – du kannst mit Freude abnehmen, ohne zu verhungern und ohne zu verzichten!

☺ Abnehmen und das erreichte Gewicht beibehalten mit Lebensmitteln aus deiner Region!

☺ Nicht nur Abnehmen, sondern gesund essen! Gesünder werden! (reduzieren der Übersäuerung des Körpers, senken des Cholesterinspiegels, gegen Müdigkeit, usw.)

☺ Kein Übergewicht mehr, keine Diätqual!

☺ Richtig Abnehmen, gerade an den Problemzonen Po, Bauch, Hüfte, Oberschenkel mit einem speziellen natürlichen Pulver! (Dieses Pulver liegt im Trend; sogar eine große deutsche Supermarktkette bietet nun ein Teegetränk mit diesem Pulver an – es wirkt vitalisierend und stärkend.)

☺ Abnehmen ohne gesundheitsschäd-
liche Mittel!

☺ Abnehmen ganz einfach in den
Alltag integrieren!

☺ Abnehmen und voll genießen mit
leckeren, würzigen Rezepten!
Super Tipps zu großen Fehlern in
der Ernährung

☺ Haut straffen, Muskel aufbauen,
Cellulite bekämpfen, jung aussehen

☺ Abnehmen mit positiven
Nebenwirkungen gegen
Cholesterin und hohen Blutdruck

Du kannst mit Spaß abnehmen, voller
Genuss und ohne großen Verzicht,
schnell, nachhaltig, abwechslungsreich
und gesund! Dabei hast du die
Möglichkeit, gleichzeitig knackig zu
werden und deine Haut zu verschönern.

Ich nenne mein Programm NETA, das bedeutet Kraft und Gesundheit. Mein Programm ist mehr als nur Gewicht verlieren. Es ist eine Sammlung von Ernährungstipps für mehr Kraft und für eine starke Gesundheit. Du wirst nicht nur abnehmen und dieses Gewicht halten, du wirst vitaler, fröhlicher, leichter und glücklicher sein.

Meine Tipps und Tricks sind zwar afrikanisch inspiriert, aber auf hiesige Essgewohnheit übertragen und sollen dich dazu bringen, eine neue Auffassung des Essens anzunehmen. Ich erteile keine Tipps für Diäten sondern Tipps und Tricks, wie du durch geeignete Lebensmittelwahl dein Leben langfristig glücklich veränderst. Das ist keine Sache für nur 2, 3 oder 6 Wochen. Das sind Tipps für das ganze Leben, die du nach und nach in deine Bedürfnisse integrieren kannst, damit sie irgendwann zu deinem Alltag gehören.

Stell dir vor, wie dein Bauch immer flacher und straffer wird, wie dein Po wieder schöner wird, wie das ungeliebte Fett an der Hüfte verschwindet. Stell dir vor, dass all diese Dinge ohne Hungern eintreten.

Ja, das ist möglich!

Abnehmen, Gewichtsstabilisierung, Körperreinigung und Wohlfühlen ist nun für dich möglich, dank einer Essgewohnheitsumstellung und der richtigen Wahl an Lebensmitteln. Mehr Vitalität: einfach mehr Lust am Leben.

Ich stelle dir nur Informationen vor, die in Afrika bekannt sind und erfolgreiche Ergebnisse zeigen und sich sicher in der hiesigen Esskultur anwenden lassen.

Mit diesen Informationen wirst du, wie viele Menschen, die ich schon betreut habe, innerhalb weniger Wochen mehrere Kilo abnehmen.

Menschen, die nur auf harte und radikale Diäten, oder auf fettfreies Essen stehen, lesen meine Ratschläge bitte nicht weiter.

Du wirst über manche Tipps staunen, wenn ich dir zum Beispiel sage, dass in Afrika diverse Öle wichtige Bestandteile des gesunden Abnehmens sind.

Obwohl die Themen „Übergewicht" und „zu dick sein" etc. in den Medien ständig präsent sind (z.B. bei Germany's Next Top Model) und obwohl es tausende von Ernährungstipps, Beratungen und Diäten gibt, werden die Deutschen immer dicker! Wie kann das sein?

Ich bin immer sehr überrascht, wenn ich sehe, wie die Menschen hier in Deutschland kochen. Auch bei Kochsendungen im Fernsehen sind viele Fehler zu beobachten. Man sieht, dass der Koch oft sagt: „Nur einen kleinen Tropfen Öl, bitte passen Sie auf, dass das Essen nicht zu fett wird. Sie müssen auf Ihren Körper aufpassen ...". Kurze Zeit später gibt er ein riesiges Stück Butter in den Topf und dazu noch literweise Sahne oder Schmand und er erzählt, wie gesund man gekocht hat, da es kaum Öl in dem Gericht gibt. Das ist der grundlegende Unterschied zu meinen afrikanischen Naturrezepten und es ist wirklich ein Unding, was diese Sendungen und die Lebensmittelindustrie uns weismachen wollen! Milchprodukte im Übermaß sind nicht gesund für den Menschen! Das ist der Grund, warum in weiten

Teilen Afrikas traditionell keine Tiermilch benutzt wird und die Züchtung von Tieren zur Milchgewinnung nicht verbreitet war und es bis heute nicht ist.

Mach alle Diäten der Welt, aber wenn du Milchprodukte weiterhin in diesem Ausmaß verzehrst, wirst du keinen Erfolg haben. Du wirst am Ende deinen Körper nicht mehr im Spiegel sehen wollen – kurz gesagt: Du wirst dich selbst nicht mögen!

In Amerika (ich nehme dieses Beispiel, da hier immer gerne der „American way of life" kopiert wird; Amerika ist aber in Sachen Ernährung leider unser ungesundes Vorbild), wo pflanzliche Fette total „out" sind und tierische Fette (Butter, Sahne, Käse, Milch ...) „in" sind, wurden die Menschen über Generationen immer fetter. Diesen Trend kann man auch in Deutschland beobachten! Behält man diese Essgewohnheiten bei, werden wir noch mehr komische Übergewichtige sehen, bei denen man nicht mehr weiß, ob der Bauch hinten am Kreuz oder an der Seite hängt. Auch viele junge Menschen (vor allem männliche), sogar Kinder, leiden unter bierbauchähnlicher Fettverteilung. Die Art, wie das Fett sich hier bei den Menschen am Körper verteilt, ist unnatürlich und absolut ungesund - ganz abgesehen von der Optik, da alles so schlaff ist.

Mit meinen Tipps und Tricks werde ich dir helfen, dein Gleichgewicht zu finden.

Vielleicht hast du schon gemerkt, dass afrikanische Frauen und Männer allgemein schlanker, straffer, fester und muskulöser sind (auch ohne viel Sport zu treiben), dass sie glattere Haut haben und fitter wirken. Sie fühlen sich grundsätzlich sehr wohl in und mit ihrem Körper. Die meisten Menschen glauben, dass dies einfach in der Natur der Schwarzen liegt. Das kann sein, aber dafür habe ich keinen Beweis. Aber was ich sicher weiß ist, dass die Ernährung in Afrika viel gesünder ist, auch wenn nicht immer ausreichend. Die normalen Essgewohnheiten in einem Land wie z.B. Kamerun sind streng genommen bereits ein Plan zum Abnehmen. Das Essen ist vielseitig, vitaminreich, wird mit viel Gemüse, Fleisch (dies spielt eine große Rolle, denn Rindfleisch macht dünn), Gewürzen, Kräutern und viel gesundem Pflanzenöl zubereitet, so dass man sich überhaupt keine Gedanken über das Gewicht machen muss. Nur wenn man zu viel isst, wird auch das gesunde Essen für den Körper zu viel. Durch diese Zutaten entwickeln sich mehr Muskeln, man ist zwar schwerer, aber nicht dick. Dicke Menschen sind in Kamerun in der Regel diejenigen, die die europäischen Essgewohnheiten übernommen haben oder die zu viel essen.

Die häufigsten Ursachen von Übergewicht finden sich in der schlechten Ernährung

Viele Studien belegen, dass Menschen in den Industrieländern sich schlecht ernähren. Diese Studien zeigen, dass über die Hälfte der Erwachsenen in Deutschland übergewichtig sind. 2/3 der Männer und 51 % der Frauen bringen zu viele Kilos auf die Waage.

Die deutsche Ernährung ist zu ungesund, die tierischen Fette haben das gesunde pflanzliche Fett vom Markt verdrängt. Die Menschen essen viel zu süß, zu säuerlich, zu viele Fertigprodukte, zu viele künstliche Zusatzstoffe und zu viele Milchprodukte. Darüber hinaus sind ihre Trinkgewohnheiten häufig extrem ungesund: künstlich hergestellte Getränke, vollgepumpt mit chemischen Mitteln und Konservierungsstoffen (z.B. Softdrinks), viel Alkohol, manchmal noch in der fatalen Verbindung mit künstlichen Süßstoffen (z.B. Alkopops). Gleichzeitig bewegen sich die Deutschen sehr wenig. Die Menschen kochen kaum noch und wenn, dann oft qualitativ minderwertig!

Fertiges Essen und verarbeitete Lebensmittel enthalten Unmengen an Chemikalien, die das Fettverbrennen unmöglich machen. Du kannst

Kalorien zählen, aber Kalorien zählen nicht. Sie sind unwichtig um abzunehmen. Wichtig ist die Auswahl der Lebensmittel und die Art der Zubereitung.

Wiegen allein reicht nicht, um zu wissen, ob man abgenommen hat oder nicht. Du kannst gut abnehmen, aber gleichzeitig schwerer werden als zuvor, weil du schöner und straffer geworden bist und sich mehr Muskeln aufgebaut haben!

Ich werde dir mit meinen Tipps und Tricks zeigen, dass auch du ein Wunschgewicht ohne "grausame" Anstrengung, Verzicht und Depressionen erreichen und halten kannst. Mit diesen Tipps isst du sättigend und abwechslungsreich und du wirst nicht nur garantiert abnehmen, sondern auch Muskeln aufbauen, Cellulite und Orangenhaut verbessern, sowie glattere und straffere Haut bekommen. Außerdem wirst du feststellen, dass du aktiver und weniger müde bist, deine Konzentration sich steigert, du dich jünger fühlst und sich deine allgemeine Lebensqualität verbessert. Du wirst einfach merken, dass du glücklicher und mehr mit deinem Körper im Einklang bist. Das ist aber noch nicht alles! Mit meinen Tipps und Tricks werden Lust und Leidenschaft beim Sex langfristig angeregt!

Die afrikanischen Naturrezepte kennen keine konkreten Mengenangaben, da jeder Körper unterschiedlich ist und individuell reagiert. Du musst die für dich passende Menge selbst herausfinden und einteilen, so dass dein individueller Körper das für dich beste Ergebnis erreicht. Du musst deine individuellen Bedürfnisse kennen. Die

Menge, die du brauchst musst du selbst bestimmen. Schon deswegen sind diese Diäten, die dir eine bestimmte Menge vorschreiben, nicht gut. Du wirst das nicht langfristig halten können. Menschen haben unterschiedliche Stoffwechsel und verarbeiten die Energie unterschiedlich.

Essen so viel wie du willst? Aber nicht alles, was du willst! Nicht die Menge an Essen allein, sondern die (falsche) Zusammensetzung des Essens macht dick. Aber du musst auch wissen, dass viel nicht immer besser ist. Deswegen iss am besten nur so viel, wie du brauchst, um deinen Hunger zu stillen.

Gesundes pflanzliches Öl ist sehr gut für den Körper. Es regt die Verdauung an und ist ein wichtiger Geschmacksträger und man hat auch schnell ein Gefühl der Sättigung und das bedeutet, du wirst weniger essen.

In Afrika werden pflanzliche Öle sogar als Abführmittel genutzt, das heißt sie helfen, die ungesunden Stoffe aus dem Körper auszuscheiden.

Ich verstehe immer noch nicht, warum in den westlichen Ländern solch eine Angst vor Speiseöl herrscht, obwohl es eines der wichtigsten Elemente zum Abnehmen ist. Komisch, nicht wahr?! Ja, das ist für mich die erste Fehlinformation in der Ernährung. Gesunde Öle helfen sogar beim Abnehmen, da Fett in einem gewissen Rahmen satt macht.

Scharfes vertreibt den Appetit und regt den Körper an und baut Fett ab!

Chilis und Pfeffer, besonders frischer Pfeffer, heizen dem Stoffwechsel tüchtig ein. Dieser Effekt ist seit

Jahrhunderten in Afrika und Asien bekannt und wird nun auch in der Wissenschaft als Thermogenese bekannt. Das heißt: Ein Teil der aufgenommenen Kalorien wird in Form von Wärme wieder frei gesetzt.

Würziges Essen mit Ingwer, Zwiebel, Petersilie und Knoblauch ist sehr gut für den Körper. Diese Zutaten helfen sehr, die Energie zu regulieren und heizen auch dem Stoffwechsel ein.

Bitteres Essen und Tee sind gut. Sie verringern das Hungergefühl und Tee entwässert den Körper und hilft somit auch beim Ausscheiden von Schadstoffen.

Frisch gepresster, ungesüßter Grapefruitsaft und Zitronen helfen beim Abnehmen. Presse die Zitronen aus, mische sie mit Wasser und trink dies am besten vor den Mahlzeiten.

Nicht gut, wenn man abnehmen will und deswegen zu vermeiden sind: Säuerliche Lebensmittel, denn sie machen dick, sogar Wasser kann dick machen

Du solltest verzichten auf:

☹ Milchprodukte, wie Sahne, Butter, Käse, Quark usw. Der Verzicht auf Milchprodukte wird dein Immunsystem wesentlich stärken. Du wirst merken, dass bestimmte Leiden, wie Migräne, Kopfschmerzen, unreine Haut, Blähungen und Magen-Darm-Probleme, verschwinden bzw. nicht mehr so intensiv wirken. Es geht hier um den übermäßigen Verbrauch.

☹ Fertige und verarbeitete Lebensmittel: Sie enthalten zu viele

Chemikalien, die die Fettverbrennung praktisch unmöglich machen

☹ Fast Food

☹ Alle fettarmen Produkte und light-
Nahrungsmittel

☹ Zuckerreiche Nahrung

☹ Fades Essen

☹ Kaltes Essen

☹ Fettfreies Essen (Pflanzliches Fett)

☹ Müsli

Ein übersäuerter Körper kann
nicht Gewicht verlieren, sagte mir
ein Heiler aus Kamerun. Wenn der
Körper PH-Wert nicht im
Gleichgewicht steht, kann man
schlecht abnehmen.

Diese Warnung aus meiner Lehre in Afrika vor fast 40 Jahren findet in der modernen Wissenschaft ebenfalls Bestätigung.

Übersäuerung macht dick.

Der Körper legt bei Übersäuerung so viele Fettzellen an, wie es ihm möglich ist. Fett eignet sich prima zur Einlagerung der Säuren bzw. ihrer Schlacken und schützt gleichzeitig die lebenswichtigen Organe vor den gefährlichen Säuren.

Du bist also möglicherweise gar nicht dick, sondern einfach nur übersäuert! Und solange du übersäuert bist, bleibt eine dauerhafte Gewichtsabnahme nicht selten ein unerfüllter Wunsch.

In einem übersäuerten Zustand ist eine Diät daher nicht nur nutzlos, sondern auch wenig intelligent. Du würdest deinen Organen den Bodyguard nehmen und sie den ätzenden Säuren aussetzen. (Auszug aus http://www.zentrum-der-gesundheit.de)

Mit einer basischen Ernährung purzeln die Kilos übrigens oft ganz automatisch.

Liste säuerlicher Lebensmittel

Säurebildende Lebensmittel schmecken nicht in jedem Falle auch sauer. Lediglich ihre Wirkung auf den Organismus ist sauer. Sie machen deinen Körper sauer. Im Gegenzug können sauer schmeckende Lebensmittel, wie manches Obst, zu den basischen Lebensmitteln gehören.

Zu den schlechten säurebildenden Lebensmitteln gehören:

☹ Fleisch aus konventioneller Landwirtschaft

☹ Fleischbrühe, Wurstwaren, Schinken

☹ Eier aus konventioneller Landwirtschaft

☹ Fisch und Meeresfrüchte aus konventioneller Aquakultur oder aus belasteten Regionen stammend

☹ Milch und Milchprodukte (Quark, Joghurt, Kefir und alle Käsesorten, auch von Schaf und Ziege; gerade auch alle fettarmen Milchprodukte)

☹ Stark verarbeitete Sojaprodukte (insbesondere das texturierte Sojaprotein, das mit TVP abgekürzt wird und in getrockneter Form als Grundlage für Hackfleischersatz, Gulaschersatz o. ä. angeboten wird)

☹ Getreideprodukte aus Auszugsmehlen (Back- und Teigwaren wie Kuchen, Gebäck, süße Teilchen, Nudeln etc., manche Frühstückscerealien wie z. B. Cornflakes, Fertigmüslis, Crispies, Crunchys etc.)

☹ Produkte aus Gluten (Seitan), z. B. vegetarische Würste, Aufschnitt, Bolognese o. ä.

☹ Sämtliche Produkte, die Zucker enthalten

☹ Süßungsmittel wie Dicksäfte, aber auch Honig

☹ Speiseeis, auch Wasser-, Soja- und Joghurteis – Ausnahme: Basisches Eis

☹ Fertigprodukte aller Art, insbesondere solche aus konventioneller Erzeugung

☹ Fertiggetränke wie Softdrinks (z. B. Limonade, Cola etc.), Fruchtsaft aus Konzentrat, Isodrinks,

Proteindrinks, Milchshakes, Drinks zum Abnehmen etc.

☹ Mineralwasser und generell kohlen-säurehaltige Getränke

☹ Tee (schwarzer Tee, Früchtetee, Eistee etc., lediglich Kräutertees sind basisch, ja sogar hochbasisch)

☹ Alkohol- und alkoholhaltige Produkte

☹ Kaffee, auch Getreide-, Instant- und koffeinfreier Kaffee und koffein-haltige Produkte

☹ Senf

☹ Essig

☹ Ketchup

☹ Sauerkonserven

Mit Unterstützung von: http://www.zentrum-der-gesundheit.de: Dort kann man die Tabelle finden.

Bier, schlechte Weine und schlechte Getränke wie Cola, aber auch vermeintlich gute Getränke, wie reines Wasser, purer Orangensaft und manche Tees können dick machen. Kennst du ein Tier, das Wasser mit Kohlensäure trinkt?

Viele werden überrascht sein, mich vielleicht auslachen oder sogar den Kopf schütteln wenn ich schreibe, dass unsere liebste Flüssigkeit, das Wasser, dick machen kann.

Wir wissen schon, dass Softdrinks und Limonade, wie Cola, Fanta, Fruchtsaft aus Konzentrat, Isodrinks, Proteindrinks, Milchshakes, Drinks zum Abnehmen und Co. ungesund sind und fett machen. Reiht sich das Wasser nun ein? Ja, Mineralwasser kann dick machen.

Wer von der Industrieseite eine Studie erwartet, die eindeutig belegt, dass zu viel Wasser ungesund ist und auch dick machen kann, wird schnell enttäuscht, wenn man betrachtet, wer die großen Mineralwasserhersteller sind: Nestlé, Pepsico, Coca-Cola, Danone.

> Kohlensäure dehnt den Magen, sagte mir mein Naturlehrer in Kamerun, dadurch isst du viel mehr.

In Afrika sagt man, dass zu viel Wasser dick macht und tatsächlich ist der erste Gewichtsverlust Wasser. Schon sehr früh in Kamerun habe ich gelernt, dass man seinem Körpergefühl vertrauen muss. Das bedeutet, man trinkt, wenn man Durst hat. Ein gesunder Körper bekommt gesunde Impulse. Ich sagte damals zu meinem Vater, dass wir in der Schule gelernt haben, dass man mindesten 3 Liter Wasser am Tag trinken soll. Mein Vater, der mir viele Weisheiten und Geheimnisse der Natur, des Verstandes, des Körpers und des Geistes weitergegeben hat, zeigte mir mit einfacheren Beispielen, dass es keine bestimmte Menge an Wasser gibt, die man einer Person verschreiben kann. Die Körper und die Bedürfnisse sind zu unterschiedlich, und es ist wichtig, sein Körpergefühl nicht mit seinem Verstand zu missachten. Man soll trinken, wenn man Durst hat und nicht umgekehrt. Man sollte dich nicht zwingen und schlecht umprogrammieren. Es gibt ganz klar einen Zusammenhang zwischen Wasser und den Geschmacksrichtungen süß und salzig. Menschen die sehr süß und sehr salzig essen, trinken viel mehr, als Menschen die würzig essen. Das überschüssige Wasser, das der Körper nicht mehr ausscheiden kann, lagert er in Zellen ein und das macht uns dick. Ein weiterer Nachteil ist das vermehrte Ausscheiden von Mineralien und Vitaminen, wegen des häufigeren Harndrangs.

Wasser macht auch wegen der Plastikverpackung dick. Die meisten Plastikverpackungen enthalten die Chemikalie Bisphenol A, ein Weichmacher, der aus dem Plastik ins Wasser gelangt und somit in unseren Körper. Diese Chemikalie beeinflusst den Fettstoffwechsel und führt zu Übergewicht. Besonders Wasser mit Kohlensäure enthält größere Mengen an Weichmacher, weil die Kohlensäure das Plastik aggressiv angreift.

In meinem Buch:

„Die verkrebste Generationen. Geboren und programmiert, um an Krebs zu sterben. Werden wir alle an Krebs sterben müssen?"

habe ich detailliert darüber geschrieben.

Mineralwasser mit Kohlensäuren scheint für den Körper sehr ungesund zu sein. Wir wurden in Afrika immer davor gewarnt. Mir wurde immer gesagt, dass Bier auch wegen der Kohlensäure darin dick macht. Ich wusste gar nicht, dass es Wasser mit Kohlensäuren gibt. In Afrika bzw. in Kamerun gibt es nur stilles Wasser. Kohlensäure dehnt den Magen, sagte mir mein Naturlehrer in Kamerun, dadurch isst du viel mehr. Es gibt dir ein falsches Sättigungsgefühl, das schnell wieder verschwindet, und dich öfter essen lässt.

Diese Weichmacher und die chemischen Zusatzstoffen in Getränken wie Cola, Fanta, Limonaden usw. lassen deinen Körper dick werden.

Orangensaft ist gesund, wenn er von frischem Obst gepresst wurde. Sonst ist Orangensaft in Flaschen nicht gesund. Er macht dick. Das gilt auch für Apfelsaft. Säfte aus Saftkonzentrat machen dick.

Obst ist gut und gesund, aber zu viel Obst kann auch dick machen

Obst ist und bleibt die beste und gesündeste Alternative bei Hunger zwischendurch – im Gegensatz zu einer Tafel Schokolade oder einem

Stück Kuchen. Aber man sollte ein bisschen auf die Menge achten.

Apfel, Orange, Birne, Mango, Ananas und Co. sind super gesund und lecker, aber ihr Verzehr kann leider auch unangenehme Folge haben, wenn man sie zu oft zu sich nimmt. Sie können sogar fett machen, denn in den Früchten verstecken sich auch Kohlenhydrate und Fruchtzucker. Obst allein macht außerdem nicht richtig satt.

Dazu kann der Fruchtzucker (wenn er in großen Mengen vorhanden ist) im Gehirn ein Hungergefühl auslösen bzw. er führt nicht dazu, dass das Gehirn uns sagt, dass wir satt sind. Man tendiert deswegen dazu, noch mehr zu essen, obwohl man kein Hunger hat. So kann man mit Obst viele Kalorien ansammeln und dabei entgegen der guten Absicht abzunehmen handeln.

Eine andere Gefahr sind die Chemikalien mit denen das Obst heute behandelt wird. Viele dieser Chemikalien stören den Fettstoffwechsel. Wie ich schon öfter erwähnte, gilt auch hier das Mantra „die Dosis macht das Gift".

Wichtige Tipps um nachhaltig abzunehmen

🍽 Reichlich gutes pflanzliches Öl ist sehr gesund und sehr gut zum Abnehmen

Wie ich schon in vielen Bereichen dieses Buches erklärt habe, ist Öl nicht ungesund, im Gegenteil! Reines Öl ist nicht nur gesund, es hilft auch bei der

Gewichtsreduktion. Ich habe erzählt, wie wir als Kinder reines Öl als Abführmittel nahmen und wie es auch wirkte. In Kamerun „trinkt" man Öl, so sagt man. Aber die Menschen dort sind viel schlanker und muskulöser als Menschen hier in Europa. Ich selbst koche für meine ganze Familie in Deutschland mit reichlich Öl.

Gutes pflanzliches Öl hilft dem Magen bei seiner Arbeit, reinigt den Darm und hilft der bei Ausscheidung von schlechtem Fett und Müll aus dem Körper. Öl hilft einer guten Verdauung und macht auch, dass das Essen lecker ist und dass man weniger isst. Man ist schneller satt und dadurch nimmt man auch ab.

Schlechtes Öl und tierische Fette sind Gefahren für den Körper. Butter, Sahne und Co. sind mit großer Vorsicht zu verzehren, weil auch die Tiere, die uns diese Produkte geben mit Chemikalien vollgepumpt werden. Diese chemischen Zusatzstoffe landen automatisch in den Produkten dieser Tiere und vergiften uns.

Probiere es einfach.

⚇ Mit einer basischen Ernährung purzeln die Kilos oft ganz automatisch. Basisches Essen hilft sehr beim Abnehmen und stärkt den Körper

Basisches Essen reguliert die Produktion von Östrogen, den weiblichen Hormonen.

Die basische Ernährung verhindert eine Übersäuerung und die Übersäuerung des Körpers macht dick.

Tabelle basenbildendes Obstes

Äpfel	Mangos
Ananas	Mirabellen
Aprikosen	Nektarinen
Avocado	Oliven (grün, schwarz)
Bananen	Orangen
Birnen	Pampelmusen
Clementinen	Papaya
frische Datteln	Pfirsiche
Erdbeeren	Pflaumen
Feigen	Preiselbeeren
Grapefruits	Quitten
Heidelbeeren	Reineclauden
Himbeeren	Stachelbeeren
Honigmelonen	Sternfrüchte
Johannisbeeren (rot, weiß, schwarz)	Wassermelonen
Kirschen (sauer, süß;)	Weintrauben (weiß, rot)
Kiwis	Zitronen
Limetten	Zwetschgen
Mandarinen	

☑ Tabelle basischer Kräuter und basischer Salate

Basilikum	Lollo-Bionda-Salat
Bataviasalat	Majoran
Bohnenkraut	Meerrettich
Borretsch	Melde (spanischer Spinat)
Brennnessel	Melisse
Brunnenkresse	Muskatnuss
Chinakohl	Nelken
Chicorée	Oregano
Chilischoten	Petersilie
Dill	Pfeffer (weiß, rot, schwarz, grün)
Eichblattsalat	Pfefferminze
Eisbergsalat	Piment (Nelkenpfeffer)
Endivien	Portulak (Postelein)
Feldsalat	Radicchio
Fenchelsamen	Romanasalat
Friseesalat	Rosmarin
Gartenkresse	Rucola (Rauke)
Ingwer	Safran
Kapern	Salbei
Kardamom	Sauerampfer
Kerbel	Schnittlauch
Koriander	Schwarzkümmel

Kopfsalat	Sellerieblätter
Kreuzkümmel	Spinat, jung
Kümmel	Thymian
Kurkuma (Gelbwurz)	Vanille
Lattich	Ysop
Liebstöckel	Zimt
Löwenzahn	Zitronenmelisse
Lollo-Rosso-Salat	Zucchiniblüten

Tabelle basischer Sprossen und basischer Keime

Alfalfa-Sprossen	Linsen-Sprossen
Amaranth-Sprossen	Mungobohnen-Sprossen
Braunhirse-Sprossen	Broccoli-Sprossen
Bockshornklee-Sprossen	Rettich-Sprossen
Rucola-Sprossen	Adzukibohnen-Sprossen
Hirse-Sprossen	Senfsprossen
Koriander-Sprossen	Sonnenblumkerne-Sprossen
Kresse	Weizenkeimlinge
Leinsamen-Sprossen	Gerstenkeimlingen

☑ Tabelle basischer Nüsse und basischer Samen

Mandeln	Mandelmus
Erdmandeln	Maroni (Esskastanien)

Hinweis: Alle anderen Nüsse/Samen/Ölsaaten gehören zu den guten säurebildenden Lebensmitteln. Ihr Säurepotential kann durch Einweichen über Nacht, also kurzes Ankeimen noch weiter vermindert werden.

☑ Tabelle basischen Eiweißes und basischer Nudeln

Lupinenmehl	Lupineneiweißtabletten
Konjac-Nudeln	

Gute säurebildende Lebensmittel

Zu den guten säurebildenden Lebensmitteln gehören:

☺ Nüsse (Walnüsse, Haselnüsse, Paranüsse, Pekannüsse, Macadamianüsse etc.)

☺ Ölsaaten (Leinsaat, Sesam, Hanfsaat, Sonnenblumenkerne, Kürbiskerne, Mohn etc. – lässt man die Saaten keimen, werden sie – je nach Keimdauer – basisch)

☺ Hülsenfrüchte (Kernbohnen, Linsen, Kichererbsen, getrocknete Erbsen etc.)

☺ Kakaopulver in hoher Qualität, am besten in Rohkostqualität, sowie selbstgemachte Schokolade

☺ Hirse

☺ Mais (z. B. auch Polenta, Maisteigwaren) in kleinen Mengen

☺ Pseudogetreide (Quinoa, Amaranth, Buchweizen)

☺ Bio-Getreide z. B. Dinkel, Kamut oder Gerste in kleinen Mengen – idealerweise als Keimbrot oder in Sprossenform (wenn keine Unverträglichkeiten oder Gesundheitsbeschwerden vorliegen)

☺ Getreideprodukte wie Bulgur und Couscous in kleinen Mengen, aber aus Dinkel, nicht aus Weizen

☺ In überschaubaren Mengen hochwertige tierische Produkte aus biologischer Landwirtschaft z. B. Bio-Eier oder Fisch aus Bio-Aquakultur

☺ Hochwertiger Bio-Tofu und hochwertige fermentierte Sojaprodukte wie Miso und Tempeh

☺ Hochwertige pflanzliche
Proteinpulver (wenn ein
Proteindefizit besteht) wie z. B.
Hanfprotein oder Reisprotein

Quelle:http://www.zentrum-der-
gesundheit.de/saure-und-basische-
lebensmittel.html#ixzz3KncqLST6

Bittere Lebensmittel und Stoffe helfen beim Abnehmen – bitter macht schlank

Bitter macht schlank, sagte meine
Mutter jedes Mal, wenn wir ein
kamerunisches Gericht, genannt
„Dolet" aßen. Dieses Gericht wird mit
bitterem Gemüse zubereitet. Auch die
Säfte dieses Gemüses tranken wir, um
den „Bauch zu reinigen", wie man
gewöhnlich sagte.

In der Zeit von Erkältungen, riet man uns, Lebensmittel mit Bitterstoffen zu essen. Sie würden das Immunsystem stärken.

Trink und iss bitter nicht nur für die Figur sondern auch für die Gesundheit.

Die ursprüngliche Ernährung des Menschen war nicht süß und salzig. Sie umfasste eine Vielzahl bitterstoffhaltiger Lebensmitteln: Gewürze, Gemüse, (Wurzel und Blattgemüse) und Wildpflanzen.

Als ich meine Lehre in Kamerun über die Natur und ihre zahlreichen Möglichkeiten, den Menschen zu helfen absolvierte, sagte man mir, dass Stoffe, die für den Körper sehr wichtig sind, sowie Giftstoffe nur dann gut aufgenommen bzw. ausgeschieden werden können, wenn unsere Verdauung einwandfrei funktioniert.

Erst wenn die Verdauung optimal funktioniert, kann auch das Abnehmen nachhaltig erfolgreich und gesund sein. Bittere Lebensmittel helfen einer guten Verdauung sehr.

Bittere Lebensmittel, wie Chicorée, regen durch die enthaltenen Bitterstoffe den Stoffwechsel an und fördern die Verdauung. „Er regt die Bildung von Magensaft und Pankreassaft an und so die Verwertung von Lebensmitteln" so sagt ein Wissenschaftler und bestätigt damit die seit Jahrtausenden vorhandenen Ur-Erkenntnisse aus Afrika.

Mit bitteren Stoffen und Lebensmitteln verringern sich die Heißhungerattacken. Außerdem bekommt man ein Sättigungsgefühl und isst weniger.

Da bittere Lebensmittel die Lust auf süßes und ungesundes Essen reduzieren (weniger Kalorien) und selbst wenige Kalorien haben, tragen sie dazu bei, dass der Körper weniger Fett ansammelt und man daher Gewicht verliert.

„Bitter macht schlank", sagte meine Mutter jedes Mal, wenn wir ein kamerunisches Gericht, genannt „Dolet" aßen.

☑ Liste von Gemüsen und Kräutern, in denen große Mengen an Bitterstoffen stecken

- ☺ Artischocke
- ☺ Baldrian (Katzenkraut)
- ☺ Chicorée
- ☺ Kohlrabi
- ☺ Radicchio
- ☺ Beifuß (Gänsekraut, Wilder Wermut)
- ☺ Hopfen (Wilder Hopfen)
- ☺ Endivien
- ☺ Rosenkohl
- ☺ Löwenzahn
- ☺ Brokkoli
- ☺ Grapefruit
- ☺ Oliven

☺ Kakao (pur ohne Zucker)

☺ Pfefferminze

☺ Rucola

🍽 Was einige Lebensmittel uns Gutes tun

Ein Auszug aus meinem Buch

„Das Handbuch für ganzheitliche, natürliche Gesundheit: Gesund und vital!
Geheilt durch natürliche Lebensmittel"

☺ Ananas: kann den Magensaft ersetzen und die Eiweißverdauung in Schwung bringen.

☺ Gurke: regt den Darm an. Täglicher Verzehr hilft bei chronischer Verstopfung.

☺ Karotten: wirken wie Abführmittel wenn sie ungeschält sind, am besten roh verzehren.

☺ Leinsamen: milde Verdauungshilfe.

☺ Pflaumen: Wunderwaffe in Sachen Verdauung. Immer roh essen, mit Fett ergänzen, z. B. mit Nüssen oder Rahm.

☺ Rhabarber: mild abführende Wirkung durch klassische Abführwirkstoffe Anthrachinone.

☺ Zwiebeln: regen Verdauungsdrüsen an und bauen Darmflora auf. Am besten roh essen, niemals vorzeitig schälen oder zerkleinern, sondern immer frisch.

🍽 Ingwer, Zwiebel, Knoblauch, drei magische, unterirdische, geheime Waffen gegen Übergewicht

Beim Kochen ist es sehr ratsam, mindestens diese drei Gewürze frisch zu nutzen.

Das Essen schmeckt damit nicht nur gut, sondern es ist auch gesund

Zwiebeln regen die Verdauungsdrüsen an und bauen die Darmflora auf.

Knoblauch ist sehr wichtig für den Körper und hilft. Knoblauch kann sehr viel, das wussten Menschen schon vor tausenden von Jahren. In Afrika wird der Knoblauch sogar als „Dopingmittel" bezeichnet. Zusammengemischt mit Zwiebel und Ingwer hilft er sehr gut beim Abnehmen.

In Westafrika und in der Karibik nutzt man die gesunde Kraft des Ingwers seit mehr als 3000 Jahren, besonders in Westafrika.

Erst vor einigen Jahren entdeckte die moderne Medizin die Kraft des Ingwers, aber die Pharmaindustrie ist der Gewinner dieser Erkenntnisse und nicht die Menschen, denen man nicht richtig und klar erklärt, was sie mit Ingwer erreichen können. Der Ingwer ist leicht scharf, wenn man ihn so frisch isst und sehr würzig im Essen. Die Ingwerwurzeln regen den Appetit und Kreislauf an, stärken den Magen und fördern die Verdauung, sind antibakteriell, fördern die Durchblutung, steigern die Produktion des Gallensaftes, bauen Fett im Körper ab, fördern die Lust am Sex und noch vieles mehr.

Wenn man beim Kochen diese drei Gewürze, die aus der Erde kommen, in das Öl mit hineinmischt, dann hilft man später dem Körper, den Großteil der Fette auszuscheiden.

🍽 Makossa hot rotic, die magische scharfe Sauce zu allem: So lecker hat dir noch keine Sauce geschmeckt, einmal essen und süchtig werden und sie hilft beim Abnehmen

Das ist eine wunderscharfe Sauce, die ursprüngliche als Potenzsteigerungs-sauce gedacht war, die aber auch sehr gut beim Abnehmen hilft. Die Sauce ist eine Mischung aus ausgewählten potenzsteigernden Kräutern. Natürlich ohne Chemie, ohne Konservierungs-

stoffe und Geschmacksverstärker! Regt
an, macht Lust auf Sex, fördert die
Durchblutung, der Körper wird wärmer
und erregter. Nicht nur hilfreich bei
Potenzschwäche, sondern außerdem
eine echte Delikatesse zu Fleisch,
Fisch, Käse, Weißbrot, Reis, Nudeln
etc. Regelmäßig gegessen wirst du ein
dauerhaftes Ergebnis und allgemeines
Wohlbefinden verspüren. Diese Sauce
sollte nicht mehr auf deiner Speisekarte
fehlen! Wirksam bei Männern wie
Frauen!

Die Zutaten sind: frischer Ingwer (am
besten Bio-Qualität und möglichst
frisch und saftig, nicht faserig),
Zwiebeln, Knoblauch, frische gelbe,
rote oder grüne Habanero-Chilis (sehr,
sehr scharf, also Vorsicht bei der
Zubereitung! Gibt es im Asia- oder
Afro-Shop, manchmal auch in gut
sortierten Supermärkten mit

Feinkostabteilung), Lauchzwiebeln, viel frisches Basilikum, scharfes Chilipulver, frischer Bärlauch (wenn vorhanden), frische Petersilie, getrockneter Liebstöckel (im Gewürzhandel erhältlich, manchmal auch in Teeläden), Salz, Brühepulver, Öl (ich benutze ganz normales Pflanzenöl, man kann auch Olivenöl benutzen, wenn es einem schmeckt).

In meinem Buch – erhältlich bei Amazon – „Das rote Buch der Potenz: Tipps und Tricks zur Potenzsteigerung aus Afrika" habe ich das Rezept detailliert erklärt. Falls du die fertige Sauce haben möchtest, gehe auf meine Seite www.mycoacher.jimdo.com und bestelle sie dir. Wenn du sie selbst machen willst und meine kostenlose Hilfe und Beratung brauchst, auch kein Problem. Schreib mir an mycoacher@yahoo.de.

Bewegung und Sex

Bewegung ist eine gute Unterstützung beim Abnehmen.

Der Sport und die Bewegung helfen, die Muskulatur zu stärken und den Stoffwechsel anzuregen, was dazu führt, dass die Fettverbrennung beschleunigt und gesteigert wird.

Ich finde ein moderates Sporttreiben am besten, zum einen, um nicht sehr schnell wieder die Lust zu verlieren und zum zweiten, weil du sofort wieder zunimmst wenn du erst viel Sport machst und dann keinen mehr.

Besonders wenn man schon sehr kräftig war, ist es ratsam, das Abnehmen mit Sport zu kombinieren, damit du nicht zu dünn aussiehst und damit die Haut nicht hängt.

Als Sport reicht es schon, ein bisschen zu joggen, zu walken, öfter spazieren zu gehen und vieles zu Fuß machen. Besorge dir ein Trampolin und hüpfe zu Hause jedes Mal, wenn du ein paar Minuten Zeit hast: Du wirst staunen, wie ein bisschen Bewegung deinem Körper und deiner Seele guttut.

Sex allein hilft meiner Meinung nach nicht so sehr beim Abnehmen. Aber bestimmte Sexpraktiken doch. Wenn der Sex aktiv und intensiv ist, mit vielen Bewegungen und wechselnden Stellungen und mindestens zehn Minuten dauert, kann er auch bewirken, dass Kalorien verbrannt werden.

Einige wichtige Nahrungsmittel, wenn du gesund abnehmen willst

☺ Gemüse: Rosenkohl, Möhren, Broccoli, Sellerie, Weißkohl, Rote Beete, Fenchel, Rotkohl, Wirsing, Gemüsemais, Blumenkohl, Blattspinat

☺ Obst: Ananas, Pflaumen, Apfel, Banane, Kiwi, Papaya, Mango

☺ Hülsenfrüchte: Kidneybohnen, rote Bohnen, weiße Bohnen, Linsen, Erbsen, Sojabohnen

☺ Nüsse: Waldnüsse, Erdnüsse, Mandeln, Cashews, Kokosnuss

☺ Getreide: Reis, Nudeln, Haferflocken, Gerstengraupen, Kartoffel, auch als Kartoffelbrei mit Sojamilch, Süßkartoffeln

☺ Bittere Lebensmittel, wie Chicorée: Regen durch die enthaltenen Bitterstoffe den Stoffwechsel an.

☺ Fleisch und Fisch darf man in Maßen nicht nur ruhig essen, sondern sie sind auch gut für den Körper. Die schlankesten Menschen in Kamerun und in Afrika sind Menschen, die sehr viel Rind und Lammfleisch essen. Zufall?

Das 2 LOW DAYS PRINZIP

So nimmst du garantiert und nachhaltig ab!

Vorschlag 1 für Menschen, die ein geregeltes Programm ohne Sport wollen:

Was kann ich essen am Morgen, am Mittag, am Abend, am Spezialtag und zwischendurch, wenn der Hunger anklopft?

Wer schnell, gesund und nachhaltig abnehmen möchte, braucht dafür keinesfalls teure Diätprodukte, wochenlange Hungerkuren und Entsagungen.

Essen muss schmecken, damit der Körper sich freut abzunehmen.

Entgegen aktueller Trends, werde ich dir keinen strikten Essensplan vorschreiben, welcher deine Entscheidungsfreiheit und Wünsche nicht beachtet. Ich zeige dir nur den Weg und einige Beispiele und du entscheidest selbst, was du essen willst. Das ist das Beste an meiner Methode und deswegen haben Menschen, die meinen Tipps folgen, mehr Spaß am Leben und sind glücklich beim Abnehmen.

Das LOW DAYS PRINZIP

Ich nenne diese zwei Tage die **Low Days oder Mild Days.** Dazu, wenn du noch Muskel aufbauen und schneller abnehmen willst, solltest du ein kleines Sportprogramm – auch gerne zu Hause – von 15-25 Minuten absolvieren (mindestens 5 mal pro Woche) und vielleicht am Sonntag 20-30 Minuten joggen gehen (siehe nächstes Kapitel).

Bei mir sind Montag und Dienstag meine Low Days. An diesen Tagen essen ich sehr gesund, nur Gemüse und Fisch, sei es als Salat oder gebraten mit viel Öl, Ingwer, Knoblauch, Zwiebeln und ein bisschen scharfem, frischem Pfeffer aus dem Afro- oder Asiashop.

Meine Lieblingsgemüsearten sind:

☺ frischer oder gefrorener Blattspinat

☺ Brokkoli

☺ Rosenkohl

☺ Blumenkohl

☺ Gemüsemischungen pur Natur, tiefgefroren aus Mais, Karotte, Erbsen, Bohnen usw.

Ich brate auch einen Fisch dazu (oft frische Lachssteaks mit Haut, Zander, Viktoriabarsch, Heilbutt mit Haut oder ganzer Fisch aus dem Afro- oder Asiashop).

Das heißt, ich esse entweder einen gemischten Salat oder gebratenes Gemüse mit einem gebratenen Fisch.

Das ist für mich im Vergleich die Hälfte, auch an Kalorien (nicht unbedingt an Menge) von dem, was ich normalerweise esse.

Du musst es nicht machen wie ich.
Wenn du genau weißt, was du am Tag
isst, zum Beispiel zum Frühstück zwei
Scheiben Brot, zum Mittag eine Pizza,
abends ein Abendbrot, dann versuche,
davon an deinen Low Days nur die
Hälfte zu essen. Du musst keine
Kalorien zählen. Ungefähr schätzen
reicht aus!

Auf jeden Fall esse ich so viel, bis ich
satt bin und jogge jeden zweiten Tag je
nach Lust und Laune 30-60 Minuten
inkl. Gymnastikübungen. Das ist mein
Geheimnis für meinen fitten Körper.
Manche denken ich würde Leistungs-
sport machen oder ins Fitnessstudio
gehen, um die Muskeln zu halten.
Nein, ich war noch nie in einem
Fitnessstudio und habe auch noch nie
eine Diät gemacht.

Ich gehe davon aus, dass du das ganze
Buch gelesen hast, bevor du mit

meinen Tipps anfängst. Das ist sehr wichtig, denn auch in diesem Programm ist es wichtig, Lebensmittel zu vermeiden, die nicht gut sind bzw. diese nur in kleinen Mengen zu essen. Allgemein sind Milchprodukte für die erste Wochen zu vermeiden. Keine Sauce mit Sahnen und Milch, Käse nur in minimalen Portionen (ich würde hier vielleicht nur noch an einem Tag der Woche Käse essen, wenn es nötig ist) keine fertigen Produkte, wenig Wasser aus Plastikbehältern, Cola, Fanta, Limonade vermeiden, Bier reduzieren und morgens lieber etwas Warmes als Kaltes essen. Kuchen und Süßigkeiten kann man ab und zu essen. Es bringt nichts, beim Geburtstag der Omi keinen Kuchen zu essen, weil man aufpasst. Aber danach musst du das wegarbeiten. Das bedeutet, wenn du zum Beispiel weißt, dass du am

Sonntag zum Geburtstag eingeladen bist und davon ausgehst, dass du sicher Sachen mit Milch, (Kuchen, Süßigkeiten) und schweres Essen zu dir nehmen wirst, dann machst du sofort am Montag deinen Low Day und ein Sportprogramm. So gibst du deinem Körper Zeit, in Ruhe und ohne Hast die Mehrkalorien vom Sonntag abzuarbeiten. Mache nicht den Fehler, dann deine Ration an nicht-Low-Days zu erhöhen. Deswegen ist das Protokoll, das du am Anfang erstellt hast und in dem du deine Wochenration an Kalorien ermittelt hast, so wichtig.

Der Tag, an dem ich am meisten esse in der Woche ist der Sonntag. Das bedeutet ein ausgiebiges warmes Sonntagsfrühstück mit meiner Familie, dann kommen oft am Nachmittag meine großen Kindern zu Besuch, das bedeutet dann Kuchen oder Salat und gemeinsam am Abend groß und warm essen. Das heißt, dass ich damit ein längeres Sportprogramm von ca. 60 Minuten vor mir habe. Das heißt, dass ich flexibel bin, aber diszipliniert bleibe. Da Sonntag viel gegessen wird, ist mein erster Low Day Montag. Das tut wirklich so gut und ich freue mich richtig darauf.

Was essen am Morgen, am Mittag, am Abend, am Spezialtag und zwischendurch? Ich wurde hier sehr von meiner Freundin inspiriert, von der die Idee stammt und ihre Erfahrungen halfen mir sehr dabei, anderen Frauen zu helfen.

Am Morgen: Das Frühstück

Naturvölker und die Menschen in Afrika und Asien, kannten schon das Geheimnis: Morgens warm essen. Das hilft dem Körper sofort, die Kalorien in Wärme umzusetzen und das hält den Hunger fern.

Es ist zu empfehlen zumindest die ersten beiden Wochen nach dem Beginn des Abnehmens nur warme bzw. gekochte Mahlzeiten einzunehmen.

Beispiele für das Frühstück:

☺ Haferflockenvariationen

Haferflockenbrei erhält man durch das Kochen von Haferflocken in Milch, Hafermilch oder Sojamilch oder auch in Wasser. Für den besseren Geschmack kannst du Vanilleschoten oder Biovanille hinzufügen. Verzichte bitte in den ersten Wochen auf Milch. Wenn die Lust dich aber übermannt, greif zu Soja- oder Biosojamilch. Nach dem Kochen kannst du Bio-Fruchtsauce darauf gießen. Es schmeckt mir persönlich sehr gut. Man kann es auch variieren mit verschiedenen Obstsorten, die man verträgt und mag.

Es gibt viele Rezepte mit Haferflocken. Finde die, welche dir am besten schmecken.

Haferflocken werden gern als gesunder Kalorienlieferant beim Bodybuilding verwendet. Haferflocken bauen Muskeln auf. Haferflocken liefern jede Menge Energie und regulieren den Blutzucker, senken das Cholesterin und stimulieren die Lust auf Sex.

Haferflocken sind das ideale Nahrungsmittel, wenn man Gewicht verlieren möchte.

Haferflocken helfen bei Magen-Darm-Beschwerden.

Haferflocken gelten bis heute als bewährtes Hausmittel. Vor allem bei Magen-Darm-Krankheiten können sie Beschwerden lindern. Die in den Haferflocken enthaltenen unverdaulichen Ballaststoffe halten den sauren Magensaft von der Schleimhaut wie eine Schutzschicht fern. Auch der Anteil am LDL-Cholesterin im Körper kann durch den Verzehr von Haferflocken gesenkt werden. Darüber hinaus kurbelt aufgekochter Haferbrei mit Wasser oder Milch (zuerst auf Milch verzichten) die Verdauung an.

> Keine Sorge. Haferflocken machen nicht dick, auch wenn sie viele Kalorien enthalten.

Sie liefern viel Energie und machen lange satt. Das liegt an den enthaltenen Ballaststoffen. Die pflanzlichen Fasern haben viele helfende Eigenschaften: Sie helfen bei der Regulierung der Verdauung, dämpfen den Hunger und halten den Blutzucker- und Cholesterinspiegel in Schach.

Hafer kann mit einer Reihe von Variationsmöglichkeiten auftrumpfen: Haferflocken, Haferbrei, Haferkleie, Haferbrot und Haferkekse. Die Möglichkeiten dieser Getreideart für die Ernährung sind vielfältig.

Hafer macht auch die Haut gesund.

Die in den Haferflocken enthaltenen B-Vitamine sorgen nicht nur für mehr

Power, sondern zusammen mit Spurenelementen wie Zink, Mangan und Kupfer auch für starke Fingernägel und reine, gesunde und schöne Haut.

☺ Warmes Hirsefrühstück

Hirse gehört, wie die meisten Getreideprodukte, zu den "süßen" Gerichten. Mit ihnen reduziert der Körper die Lust auf weißen Zucker. Hirse ist sehr bekömmlich und stärkt auch die Verdauung. Empfehlenswert ist schnellkochende Hirse. Diese ist schnell fertig und braucht nicht lange quellen. Hirse ist relativ leicht zuzubereiten. Sie wird einfach mit der doppelten Menge Flüssigkeit gekocht. Danach lässt man sie eine Weile köcheln und schaltet die Platte ab, damit sie aufquillt. Du kannst sie dann mit Obst, wie Birnen und Äpfeln oder

mit Nüssen, wie Walnüssen essen.
Gedünstetes Obst ist auch in Ordnung,
wenn es dir besser bekommt.
Zusätzlich kann man ein Stück Ingwer
beim Kochen mit in den Topf legen.

Es gibt mehrere Variationen der
Zubereitung und Mischung, auch
pikante Variationen sind sehr gut. Zum
Beispiel gekochte Hirse in Zwiebeln
und Eiern gebraten. Es schmeckt
köstlich.

Welche Menge brauchst du für dein
Frühstück? Das musst du selbst
herausfinden. Für mich reicht eine
Tasse aus.

Hirse ist ein gesundheitsförderndes
Nahrungsmittel. Hirse enthält
hochwertiges Eiweiß, komplexe
Kohlenhydrate und liefert verschiedene
Vitamine: Vitamin B1, Vitamin B2,
Niacin, Pantothensäure, Vitamin B6,

Biotin, Folsäure, Mineralstoffe und Spurenelemente.

Die Hirse stärkt das Bindegewebe (enthält Silizium), ist ein Nährstoff für Nägel und Haare und enthält Eisen, das gut für das Blut ist.

Hirse regt den Stoffwechsel an.

Am besten isst du als Frühstück den erwärmten Rest vom Vortag.

☺ Eier

Ein oder zwei hartgekochte Eier können immer guttun. Sie schmecken sehr lecker mit Bio Basilikum Pesto. Eiweiß tut gut. Was ich sehr gerne beim Sonntagsfrühstück esse, ist gebratenes Ei mit vielen Zwiebeln, Pfeffer, wahlweise Tomaten, Brot oder mit gekochten Salz- oder Pellkartoffeln, Süßkartoffeln,

Kochbananen oder Nudeln. Das macht satt für den ganzen Tag und ist gesund.

Mit der Zeit überlegst du dir selbst, was du für dein warmes Frühstück benutzen kannst. Und das am besten ohne Milch!

Am Mittag: Das Mittagessen

Auch hier ist es wichtig warm zu essen.

Du musst mittags nicht essen. Ich persönlich bin ein Mensch, der mittags nicht isst, weil ich danach müde werde. Ich bevorzuge einen Apfel, oder Nüsse mit getrocknetem Obst, oder selten mal eine leichte Suppe. Aus Gewohnheit habe ich mittags keinen Hunger, wenn es aber dazu kommt, dass ich doch Hunger habe, esse ich etwas wie zum Beispiel eine dicke Suppe.

Wenn du jemand bist, der mittags richtig Hunger hat, aber trotzdem abnehmen will, dann empfehle ich für den Mittag Suppen. Dann aber Suppen, die auch satt machen und/oder die auch viele Ballaststoffe enthalten.

Es gibt tausende Arten von Suppen: püriert oder nicht püriert, flüssig oder dickflüssig usw.

Beispiel einer pürierten Suppe, die mir unheimlich gut schmeckt:

Eine pürierte Mango-Kartoffel-Karotte-Suppe mit Salz, Bio-Brühe, Ingwer, Zwiebel, Knoblauch, frischem echtem Pfeffer (Chili) oder regulärem Pfeffer und zuletzt mit frischem Basilikum und Petersilie bestreut, schmeckt unheimlich lecker, ist gesund und macht satt. Viele Zwiebeln und Ingwer stören nicht, im Gegenteil. Du kannst alle Zutaten auf einmal in einen

Topf werfen und mit reichlich Wasser kochen. Wasser muss so viel vorhanden sein, dass nach dem Kochen und Pürieren die Suppe die Konsistenz von flüssiger Sahne hat. Aber auch hier ist es Geschmackssache. Einige mögen es flüssiger, andere lieber fester. Du kannst auch zuerst Zwiebeln, Knoblauch und Ingwer kurz in Öl (nicht Butter) anbraten und erst dann den Rest hinzutun, weiter kurz anbraten und dann Wasser dazu gießen. Anstatt Wasser kannst du Kokosmilch nehmen oder auch 50/50. Würze, wie es dir schmeckt, aber fade sollte es nicht sein. Fades Essen tut dem Körper und der Laune nicht gut.

Du kannst die Suppe mit verschiedenen Lebensmitteln variieren, zum Beispiel statt Karotten einen Kürbis verwenden, oder die Mango mit Kürbis/ Kartoffel/ Karotte austauschen und mit ein bisschen Honig versüßen, einen Apfel mitkochen, oder lieber Süßkartoffeln nehmen anstatt Kartoffeln. In die Suppe können auch andere Zutaten kommen, wie zum Beispiel Rettich, Lauch oder Sellerie. Experimentiere einfach! So wirst du viele Rezepte kennenlernen und immer neue Geschmacksrichtungen erleben. Es wird dir also nie langweilig.

Beispiel einer nicht pürierten Suppe, die mir unheimlich gut schmeckt:

Eine Suppe mit weißen Bohnen oder Erbsen, Süßkartoffeln, Fenchel, Möhren, Blattspinat, Zwiebeln, Knoblauch, Ingwer, Lauch, Lauchzwiebel, Pfeffer (Chili), Brühe und Salz. Du schneidest alle Zutaten klein und dann kannst du, wie bei der pürierten Suppe, alles zusammen kochen oder zuerst Zwiebel, Knoblauch, Ingwer und Lauch anbraten und den Rest hinzufügen. Auch hier würzt du so, dass es dir schmeckt.

Du kannst auch hier variieren wie du willst. Je nach Belieben können mehr Zutaten oder weniger, mehr Kräuter oder weniger verwendet werden.

Tipp 1 Du kannst zu der Suppe auch ein Stück Brot nehmen. Weißbrot aber erst einigen Wochen nach Beginn.

Tipp 2 Koche immer in großen Mengen und stelle die Reste einfach in den Kühlschrank oder friere sie ein bis zum nächsten Mal.

Tipp 3 Benutze gesundes und gutes Öl und scheue dich nicht davor „genug" in den Topf zu geben. Koche möglichst immer mit Öl. Das hilft sehr bei der schnellen Verdauung, Freisetzung von

Energie und Sättigung.

Tipp 4 Salat ist sehr gut, aber die Sauce ist oft das Problem. Verzichte auf fertige Saucen, egal ob sie bio oder konventionell sind. Keine Joghurt-sauce. Gut ist eine Mischung aus Essig, Olivenöl und Gewürzen.

Tipp 5 Ein Stück Fleisch, Fisch, oder Geflügel ist willkommen.

Am Abend: Das Abendessen

Entgegen dem Glauben vieler, macht das Abendessen nicht dick, sonst wären alle Afrikaner und Asiaten dick. In Afrika findet man nur abends die Zeit, gemeinsam zu essen. Erst am Abend gibt es ein großes Essen für die ganze Familie, aber die Leute sind deswegen nicht dick.

Es mag logisch klingen, was in den

westlichen Ländern verbreitet wird, aber der Körper arbeitet nicht immer nach der Logik. Bei der Verdauung und Umsetzung der Energie geht es mehr darum, was der Körper den gesamten Tag zu sich genommen hat. Der Zeitpunkt der Zufuhr ist nicht wichtig.

Was stört ist nicht, dass man dick wird, vielmehr ist es die Tatsache, dass man müde wird, wenn man spät isst, da man sich dem Ins-Bett-Gehen-Zeitpunkt nähert. Auch im Schlaf verarbeitet der Körper das Essen weiter.

Du musst mehr auf die gesamte Tagesmenge achten und nicht unbedingt nur auf den Zeitpunkt, wann du isst.

Am Abend kannst du ganz normal kochen und alles essen was du willst, außer Milchprodukte wie Sahne, Milch, Käse, Butter oder fertiges und verarbeitetes Essen, gezuckertes Essen, Fast Food, Pizza, Süß-Sauer beim Chinesen, sowie Lasagne (diese Nahrungsmittel sind nur an ihrem Spezialtag erlaubt).

Sonst kannst du alles essen. Du kannst ganz normalen Reis mit frisch gebratenem Gemüsen essen, oder mit Erdnüssen, Nudeln mit Tomatensauce, in Öl frittierte natürlich süße Kochbananen – eine echte Delikatesse. Du darfst auch Fleisch und Fisch essen und kannst ganz normal grillen, aber benutze nur Dips ohne künstliche Zutaten.

Die Menschen haben immer noch mehr Bedenken wegen eines gebratenen Huhns als wegen einer Jägersauce, einer Sahnesauce, einer Sauce mit Mehl oder Sauce Hollandaise, nur weil sie das Fett mit bloßem Auge nicht sehen. Die letzteren sind schlimmer für das Gewicht und das Huhn, wenn mit gesundem Öl gebraten, ist gut für den Körper und schmeckt auch gut.

Benutze die Zutaten und aus dem ersten Teil des Buches. Die Liste der Zutaten ist eigentlich noch viel länger. Informiere dich im Internet!

Willst du in einem Restaurant essen sag bei der Bestellung ganz klar, was du nicht im Essen haben willst.

Tipp 1 Immer alles gut würzen und Fleisch durchkochen/braten/grillen

Tipp 2 Ingwer nicht schälen. Deswegen sollte Ingwer ganz frisch sein. Die Kraft des Ingwers, wie bei vielen Lebensmitteln liegt in der Schale.

Tipp 3 Benutze als Sauce, Dip oder Gewürz die „Makossa hot-rotic

Sauce", das Rezept findest du auf Seite 74. Das ist eine unheimlich leckere Sauce, die zu allem passt und sehr gesund ist. Zum Beispiel einfach Reis oder Nudeln kochen und die Sauce dazu, schon ist das Gericht fertig. Oder einfach Karotten oder Paprika hinein dippen und genießen.

Tipp 4 Als Nachtisch ist Obst, wie Ananas, Papaya oder Apfel sehr gut und hilft bei der Verdauung. Braeburn ist eine sehr gute Apfelsorte.

Besonders Papaya und Ananas helfen sehr beim Abnehmen.

Mit Ananas hast du eine bessere Verwertung von Nahrungsmittel, eine bessere Verdauung und eine bessere Fettverbrennung. Sie helfen beim Ausscheiden von Gewebewasser.

Ananas enthält ein Enzym mit dem Namen Bromelain. Bromelain aktiviert und vitalisiert Zellstoffe, fördert die Verdauung, entspannt die Muskulatur, wirkt entzündungshemmend, unterstützend beim Abnehmen und beim Figur Halten, es ist entwässernd, entschlackend, entsäuernd, verjüngend und wirkt antibakteriell.

Ananas stärkt das Bindegewebe und stärkt die Elastizität des Bindegewebes durch die Vermehrung von Elastin.

Hautverhärtungen und abgestorbene Hornteilchen werden gelöst.

Ananas und ihre Enzyme reinigen und entschlacken und zusammen mit Papaya ist sie gut gegen schnelle Alterung.

Spezialtag Sonntag

Ein Spezialtag muss sein. Sonntag ist dafür willkommen, aber es kann auch ein anderer Tag sein. Das ist ein Tag an dem alles erlaubt ist. Aber trotzdem wird weiter auf die Menge geachtet. So ein Tag ist wichtig, weil er eine Belohnung und eine Motivation für den Körper und die Seele ist. „Du hast eine Woche durchgehalten, das ist deine Belohnung". So ungefähr wirkt es.

Aber mit diesem Tag solltest du erst frühestens zwei Wochen nach dem Beginn des Abnehmens anfangen. Auf jeden Fall erst, wenn ersichtlich ist, dass du schon einiges an Gewicht und Volumen verloren hast.

An diesem Tag erlaubst du dir alles, was du nicht durftest, aber alles in Grenzen. Wenn du irgendwann einmal das Gefühl hast, dass du nun alles im

Griff hast, kannst du diesen Tag auf zwei Tage erweitern.

Lass dir bei besonderen Anlässen nicht die Stimmung ruinieren. Du darfst etwas aus der Reihe tanzen, aber dafür am Spezialtag einiges genießen.

Was tun, wenn der Hunger zwischen den Mahlzeiten stärker wird?

Noch ein wichtiger Tipp für das Essen zwischendurch. Das Essen zwischendurch musst du unbedingt abstellen. Zwischen Hauptmahlzeiten ständig Kleinigkeiten zu essen ist sogar schlimmer als das große fettige Essen. Das ist Gift für die Bemühung, das Gewicht zu reduzieren oder zu halten, aber auch dann muss man nicht verhungern.

Es gibt ein paar Leckereien, die du zu dir nehmen kannst, ohne Angst zu haben: Nüsse.

Ja, Nüsse helfen Gewicht zu halten. Bei Nüssen gehen die Experten-meinungen etwas auseinander. Da Nüsse viele Kalorien und Fett haben, denken manche Experten, dass sie zu vermeiden seien.

Immer mehr jüngere Studien bestätigen die Sichtweise der Afrikaner und weisen nach, dass ungesalzene Nüsse trotz ihrer Kalorien und Fette sogar einen günstigen Einfluss auf den Blutzucker haben.

Nüsse wie Mandeln mit Pflaumen oder anderen Früchten sind sehr geeignet für die Mahlzeit zwischendurch.

Allgemeine Hinweise

Die Gerichte von Mittag und Abend
können getauscht werden. Wenn man
mittags eine Suppe gegessen hat und
am Abend eine volle Mahlzeit, kann
der nächste Tag umgekehrt sein.
Manchmal möchte man lieber am
Mittag eine volle Mahlzeit und am
Abend eine Suppe. Das geht ohne
Probleme, da es am Ende des Tages
nicht darum geht, wann etwas gegessen
wurde, sondern nur um die Menge.

Du kannst dir auch weitere
Anregungen im Vorschlag 2 im
folgenden Kapitel holen, und deinen
Körper mit einem Sportprogramm noch
schöner, straffer und fester machen. Du
kannst auch da das Low Day Prinzip in
dein Programm integrieren. Es wirkt
noch besser und du nimmst noch
schneller ab.

Das 2 LOW DAYS PRINZIP
So nimmst du garantiert und nachhaltig ab und baust Muskeln auf.
Vorschlag 2 für Menschen, die sich nicht an ein festes Programm binden wollen und dabei Muskeln aufbauen, fester werden oder die sich super fit halten und ihren Körper effektiv verschönern wollen. Abnehmen, ohne dass die Haut hängt.

Das Beste bei diesem Programm ist, dass du den Sport einfach in deinen Alltag integrieren kannst und du nicht immer einen Termin finden oder dir große Zeit nehmen musst, um all das umzusetzen.

Dieser Vorschlag 2 basiert auf einer alten kamerunischen Erkenntnis, wie sich die Krieger in Zeiten des Friedens fit halten mussten. Sie sollten fit bleiben und ständig ihr Gewicht unter Kontrolle halten. Abnehmen oder fit bleiben waren schon seit jeher eine Sorge des Menschen. Als Kinder hörten wir, wie meine Eltern uns sagten, „heute wird weniger gegessen, damit der Körper sich erholt". Erst Jahre später habe ich diese Logik verstanden, denn meine Schwestern handelten auch so, um ihr Gewicht zu kontrollieren. Sie aßen an manchen Tagen viel und dann an manchen

Tagen weniger, aber Diät machten sie nie. Nun übe ich selbst diese Methode seit fast zwei Jahren aus.

Meine Freundin hält sich damit auch fit und hat dazu ein Sportprogramm gefunden. Sie hat mich somit auch sehr inspiriert, weil es wirkt. Ich sage ihr hier Danke!

Dieser konkrete Vorschlag ist das, was ich selbst derzeit praktiziere. Ich habe mich noch nie so gut und fit gefühlt. Mit weit über 40 fühle ich mich, wie 25 und das nicht nur mental. Das ist weit mehr als ein Gefühl. Mein Körper allein beweist es anderen und mir auch.

Mit diesem Vorschlag verlierst du nachhaltig, langsam und sicher Gewicht, dabei bauen sich Muskeln und Kraft auf und du verlierst viele Zentimeter Umfang.

Das ist erstaunlich. Bei manchen fängt es mit dem Umfang an und sie merken noch nichts am Gewicht. Aber sie sehen, wie enge Hosen und Kleider wieder passen, sie fühlen sich gut, fitter und können mit viel Kraft den Alltag bewältigen. Du bemerkst, dass du abnimmst aber man kann es am Gewicht nicht erkennen? Das hat damit zu tun, dass das Fett gerade durch Muskeln ersetzt wird und Muskeln schwerer als Fett sind. Dieser Fall tritt oft bei Menschen ein, die schon sehr viel Fett im Körper angesammelt haben. Aber irgendwann merkst du auch an der Waage die Überraschung. Dann kommt eine lange Zeit, in der das Gewicht konstant bleibt aber du siehst, wie du dennoch abnimmst, wie dein Po kräftiger wird, deine Bauchmuskeln härter, wie dein Oberschenkel, wie die Arme wieder mehr Kraft bekommen und wie deine Ausdauer besser wird. Dein Körper ist allgemein fester und du fühlst dich wohl. Die Treppen hochgehen wird leichter. Das sind Beweise, dass du weiter abnimmst, auch ohne Gewicht zu verlieren. Du kannst wieder alte Sachen anziehen und deine Laune wird immer besser. Plötzlich kommt auf der Waage die nächste Überraschung. Du hast wieder kräftig an Gewicht verloren. Nun kann dich nichts mehr aufhalten und du willst immer noch mehr und auf einmal liebst du Sport und Bewegung.

Der Vorschlag hier ist so simpel und ist derzeit mein Favorit für meinen Körper.

In diesem Programm geht es darum, einen Kompromiss zu finden zwischen dem normalen Essen, der Kalorien-menge und dem Sport (der Bewegung) im Alltag, ohne schnell die Lust zu verlieren, ohne sich an einen festen Essensplan zu halten und ohne ins Fitnessstudio zu gehen: Das bedeutet, ohne viel Zeit zu verlieren und mit vollem Appetit. Dieses Programm ist sehr effektiv, um Gewicht zu verlieren, ohne dass die Haut herunter hängt, denn du wandelst viel Fett in Muskeln um. Das Programm ist wunderbar, wenn man schon eine schöne Figur hat und sie behalten möchte und dabei ein paar Muskeln aufbauen und sich noch fitter halten will.

Das Grundprinzip hier ist, an zwei oder drei Tagen der Wochen nur 1/3 oder 1/2 der Menge zu sich zu nehmen, die man es normalerweise isst. Menschen, die Zahlen mögen, sollten die Idee meiner Freundin übernehmen und an Low Tagen höchsten 800 Kal. zu sich nehmen. Der Mensch nimmt normaler-weise ca. 2000 Kal. am Tag zu sich.

Welches Sportprogramm ist gut? Das ist immer eine Frage, die viele Menschen mir stellen. Für mich ist joggen der beste Sport. Ich jogge zwischen 30 und 45 Minuten und mache dann jedes zweite Mal Gymnastik. Der Tag, an dem ich Gymnastikübungen mache, laufe ich weniger, maximal 30 Minuten und dann 15 Minuten Übungen im Freien. Es gibt Zeiten, in denen ich keine Lust habe, lange zu joggen und Übungen zu machen. Dann laufe ich 25-45 Minuten und es reicht mir und ich gehe nach Hause. Manchmal gehe ich dreimal hintereinander joggen und dann mehrere Tage nicht, manchmal wochenlang alle zwei Tage.

Suche dir dein richtiges Sportprogramm, das dir Spaß macht. Sei
dabei kreativ. Du kannst mit
einem leichten Programm
anfangen und dich dann steigern.
Das ist zu empfehlen, um nicht die
Lust zu verlieren.

Ich habe ein sehr effektives
Sportprogramm von meiner Freundin
für dich für zu Hause. Sie ist sehr
sportlich, flexibel und innovativ. Sie
probiert immer etwas Neues und dabei
entdeckte sie das Wunderprogramm.
Es dauert nur ca. 20-25 Minuten. 25
Minuten ist nicht viel und du kannst es
einfach in deinen Tagesablauf integrieren und mit einer Matte in deinem
Zimmer machen. Die Kinder können
dir 25 Minuten schenken und beschäf-
tigen sich derweil mit etwas anderem.
Da es nur 25 Minuten dauert und du es

zu Hause machen kannst, hast du überhaupt keinen Zeitdruck.

Dieses Programm, von dem ich Dank meiner Freundin erfuhr, ist von Jillian Michaels und heißt 30 Day Shred, Level 1 bis 3, für Männer und Frauen. Du kannst es kostenlos auf Youtube anschauen. Für den Anfang und für Menschen, die Sport nicht mögen und sich nicht draußen bewegen wollen, ist 30 Day Shred das Richtige. Ich habe es getestet und ich mache es sehr gerne, wenn ich keine Zeit habe, joggen zu gehen oder wenn ich unterwegs bin. Einfach in einem Hotelzimmer, weit weg von zu Hause zum Beispiel und es wirkt bei mir hervorragend.

Zusammen mit deinen Low Days wirst du bald eine super Figur haben, ohne zu viele Anstrengungen zu ertragen.

Wie bereits gesagt, sei kreativ und diszipliniert. Geduld ist sehr wichtig am Anfang. Das Sportprogramm kannst du immer erweitern. Im Internet findest du viele Möglichkeiten. Hauptsache, das Programm passt zu dir und zu deinen Zielen.

Du bleibst Meister deiner Wahl und deine Entscheidungen bringen dich weiter.

Über den Autor

VORDENKEN, ANALYSIEREN, VISUALISIEREN

Bewusstsein verändern, Persönlichkeit stärken, Vertrauen gewinnen, Liebe geben und nehmen, Reichtum (im Inneren) erzeugen!

Menschen dazu bringen zu sehen, was nicht sichtbar ist; zu lesen, was nicht geschrieben ist; zu denken, was nicht denkbar ist; zu fühlen, was nicht spürbar ist; zu hören, was keinen Lärm macht! Damit Menschen glücklicher werden. Ja, so könnte man die Arbeit des Autors als Coach zusammenfassen, wie es auf seiner Homepage **www.mycoacher.jimdo.com** steht. Seine Ratgeber machen glücklich.

Dantse kommt ursprünglich aus

Kamerun und lebt seit über 24 Jahren in Deutschland.

Er ist Marketingberater, Coach, Lebensberater, Buchautor und Herausgeber von zahlreichen Ratgebern. Er schreibt und berät zu Themen, die Menschen bewegen, die mit schwerem Schicksal zu tun haben oder die auch bei manchen tabu sind.

Sein afrikanisch inspiriertes Coaching für Beruf, Seele (Stress, Burnout, Depression usw.), Spiritualität, Mentalität, Körper, Familie, Kindererziehung, Frauen und Weiblichkeit, Partnerschaft, Liebe und Sexualität findet immer größeren Anklang, sowohl bei Prominenten, Führungspersönlichkeiten, als auch bei ganz normalen Klienten.

Die Idee, seine Ratschläge für ein breiteres Publikum aufzuschreiben, entstand durch die zahlreichen Menschen, denen geholfen wurde, die ihm zum Teil im ersten Moment skeptisch gegenüberstanden, und die doch am Ende sehr zufrieden waren. Diese glücklichen Klienten/Innen bewegten ihn zum Schreiben, damit seine erfolgreichen und stärkenden Ratschläge und Coachings noch mehr hilfsbedürftige Menschen erreichen können.

Viele Ratschläge und Methoden aus seinem Coaching sind neu, manchmal unkonventionell und deswegen eine gute Ergänzung und eine Erfrischung für herkömmlichen Methoden.

Sein Vorteil ist die gute Kenntnis der europäischen und afrikanischen Kultur und Mentalität. Das macht sein Coaching sehr beliebt und er wird positiv aufgenommen von seinen europäischen Klienten.

Mehr über seine Bücher kannst du auf www.dantse-dantse.com erfahren.

Hast du Fragen zu diesem Buch oder zu deiner Ernährung schreibe einfach an: leser@dantse-dantse.com

Anfrage zu Einzelcoachings, Vorträgen usw. nimmt er gern entgegen über mycoacher@yahoo.de.

Er coacht seit über 10 Jahren und lebt mit seinen Kindern in Darmstadt.